M. LE Dr HENRY NAULLEAU

De la Faculté de Médecine de Paris

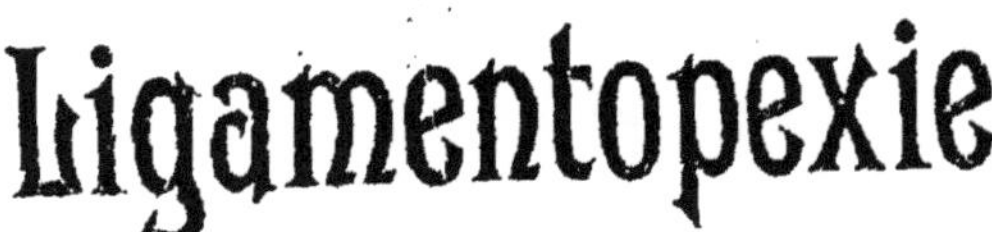

Ligamentopexie

Procédé de C. BECK (de New-York)

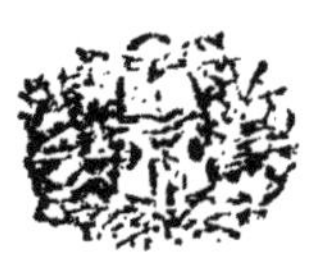

PARIS

INSTITUT INTERNATIONAL DE BIBLIOGRAPHIE SCIENTIFIQUE

93, Boulevard Saint-Germain, 93

1899

LIGAMENTOPEXIE

PROCÉDÉ DE C. BECK (DE NEW-YORK).

M. le Dr Henry NAULLEAU

de la Faculté de Médecine de Paris

Ligamentopexie

Procédé de C. BECK (de New-York)

PARIS

INSTITUT INTERNATIONAL DE BIBLIOGRAPHIE SCIENTIFIQUE

93, Boulevard Saint-Germain, 93

—

1899

INTRODUCTION.

Au Congrès de Moscou (août 1897), M. le Dr C. Beck (de New-York) exposait un nouveau procédé d'Hystéropexie. Utilisant l'énorme résistance des ligaments ronds, ce chirurgien conçut l'ingénieuse idée de les suturer à la paroi abdominale, sans s'attarder à la fixation de l'utérus lui-même. Si l'on en croit l'auteur du procédé, cette opération lui aurait été favorable dans trois cas, et serait d'une innocuité parfaite.

Il était intéressant de voir ce qu'on pouvait attendre d'une pareille intervention. Nos Maîtres, MM. les Professeurs Vignard et Bureau, tentèrent l'entreprise, et c'est sur leur inspiration que nous avons revu leurs opérées et songé à en publier les observations. La fréquence des rétrodéviations utérines est telle que les procédés opératoires proposés pour le traitement chirurgical de ces affections, ne se comptent plus. Leur nombre prouve peut-être leur insuffisance.

Nous n'avons nullement l'intention de faire ici un plaidoyer en faveur de l'œuvre du Maître américain. De date trop récente pour être jugée comme il convient, cette opération méritait d'être signalée ; l'avenir seul lui assignera la place qu'elle doit occuper dans la littérature chirurgicale.

Toutefois, s'il nous est permis d'exprimer notre humble avis, nous dirons qu'une opération (surtout si elle est pratiquée chez une femme jeune, en pleine activité sexuelle) qui laisse à l'utérus toute sa mobilité, ne gêne en rien l'accomodation des produits de conception, au cas de grossesse, est assez séduisante, et doit être prise en considération.

Le plan que nous avons adopté est le suivant.

Dans un premier chapitre, nous donnerons un aperçu des différents traitements employés contre les déplacements de l'utérus.

Le second comprendra la description du manuel opératoire du Docteur C. Beck et les observations.

Nous avons pensé qu'il n'était pas hors de propos, d'examiner quelles suites cette intervention peut avoir au point de vue obstétrical : ceci fera l'objet d'un troisième chapitre.

Le quatrième enfin, traitera des indications et des contre-indications de l'opération.

Nous regrettons vivement de ne pouvoir présenter qu'un nombre assez restreint d'observations. Quelques-unes ont même le tort d'être trop récentes, mais nous avons pour nous une excuse, c'est la jeunesse relative de l'opération dont nous allons essayer d'exposer les résultats.

Le moment est venu d'acquitter une vieille dette de reconnaissance que nous avons contractée vis-à-vis de ceux qui furent nos premiers Maîtres, MM. les Professeurs de l'École de médecine, MM. les médecins et chirurgiens des Hôpitaux de Nantes.

C'est dans le service du professeur Boiffin que nous avons débuté il y a six ans. Nous adressons à la mémoire de celui qui fut pendant deux années consécutives notre Maître direct, un affectueux souvenir.

M. le Professeur Ollive s'est révélé pour nous, pendant toute la durée de nos études médicales, non seulement le Maître bienveillant que beaucoup connaissent, mais encore le conseiller le plus sage et le plus dévoué. Nous lui devions un témoignage particulier de gratitude pour l'appui que nous avons toujours trouvé près de lui.

Nous voulons dire à M. le Dr Amédée Monnier, Chef des Travaux pratiques d'Anatomie et d'Histologie à l'École de Médecine de Nantes, combien nous avons été touché de l'accueil sympathique que nous avons reçu de lui.

Nous ne saurions oublier les services qu'il nous a rendus, encore tout récemment, dans des circonstances d'ordre privé.

Après nous avoir suggéré l'idée de ce travail, MM. les Professeurs Vignard et Bureau ne nous ont ménagé, ni leur temps, ni leurs conseils, et nous ont témoigné le plus bienveillant intérêt. Nous ne saurions trop les remercier de cette marque de déférence.

Ami particulier de notre famille, M. le Dr Voyer (de Machecoul) nous a donné des marques non équivoques d'affection. Nous avons gardé la mémoire des soins aussi intelligents qu'empressés qu'il nous a prodigués durant une longue maladie. L'aménité de ses manières, la cordialité de ses réceptions nous ont toujours charmé. Qu'il soit assuré de notre bien vive sympathie.

Merci aussi à nos bons amis, Simon, Maillard, Moinard et Barré. Leur gaieté et leur entrain ont été pour nous un auxiliaire précieux. Ils peuvent être certains que le souvenir des heures vécues avec eux nous sera toujours particulièrement agréable.

Que M. le Professeur Guyon veuille bien agréer l'expression de notre plus vive gratitude pour l'honneur qu'il a bien voulu nous faire en acceptant la présidence de notre thèse.

CHAPITRE Ier.

Des différents traitements employés contre les déplacements utérins.

Nous ne parlerons des pessaires que pour les condamner, car s'ils apportent parfois quelque soulagement à la malade qui consent à les employer, nous ne connaissons pas d'exemples de prolapsus ou de déviations guéris par ce moyen. Toujours illusoire, le traitement mécanique palliatif est souvent dangereux, et bien des accidents septiques ne reconnaissent pas d'autre cause. « Les pessaires, si bien appliqués qu'ils soient, dit M. Segond, sont des hôtes plus ou moins gênants et leurs inconvénients ont une évidence particulière » (1).

Outre qu'il condamne les personnes qui veulent s'y soumettre à rester infirmes leur vie durant, le port des pessaires exige des soins de propreté, auxquels leurs propriétaires ne peuvent pas toujours, ou ne veulent pas souvent s'astreindre. Aussi ne faut-il pas s'étonner de voir la plupart du temps ces instruments reposer en paix au fond des tiroirs.

(1) *Société de Chirurgie*, 27 mars 1889.

Se basant sur ce fait que l'inflammation des organes génitaux internes est la cause et non le résultat de l'attitude vicieuse de l'utérus (nous parlons ici des déviations), des praticiens, et non des moindres, ont voulu d'abord traiter les complications. L'expérience a démontré qu'ils n'avaient pas toujours tort, mais leurs efforts sont demeurés vains lorsque la métrite et la salpingite n'étaient que consécutives à la déviation.

Avant d'aborder le traitement chirurgical proprement dit, il nous faut parler de deux méthodes non sanglantes, le massage et le redressement qui, dans certains cas, auraient rendu de signalés services.

Le massage selon la méthode de Thure-Brand, consiste en mouvements, frictions, pétrissages variés, exécutés avec la main, sur les organes génitaux, soit directement par le vagin, soit à travers la paroi abdominale, ou les deux à la fois. Il conviendrait, d'après Resch (1) : « 1° Dans les inflammations chroniques ou subaiguës du tissu cellulaire du bassin, suivies de déplacement de l'utérus ou de ses annexes; 2° pour l'hématocèle rétro-utérine ; 3° pour la métrite chronique; 4° pour le relâchement des ligaments de l'utérus avec abaissement et chute de l'organe ».

Tous les auteurs ne sont pas d'accord sur l'application du massage dans les cas de prolapsus. Les uns le considèrent comme véritablement bienfaisant, d'autres le rejettent, n'ayant jamais obtenu par ce moyen de bons résultats. Pour être efficace et non dangereux, le massage ne doit pas être fait aveuglément. On s'abstiendra de toute manœuvre,

(1) Racovisceanu. — Thèse de Paris, 1889.

tant que les phénomènes aigus ne seront pas calmés, et encore devra-t-on toujours agir avec prudence, en tenant compte de l'effort déployé, qui sera proportionné à la résistance de l'individualité.

Pratiqué dans ces conditions par une personne expérimentée, le massage peut rendre des services ; cependant Schauta dit « que la méthode de Brand n'est pas facile à apprendre, et que rien ne vaut l'étude sur place dans le pays où elle a pris naissance ».

On n'oubliera pas que ce procédé ne donne de succès qu'autant que les malades sont jeunes, et l'affection de date récente.

Le redressement de l'utérus par manœuvres externes a eu son heure de célébrité, et sous le nom de « reposition bimanuelle » Schultze décrivait, en 1879, un procédé qui, de l'aveu même de son auteur, n'est pas toujours satisfaisant (1).

Dans cette méthode, deux doigts de la main gauche, introduits profondément dans le vagin, cherchent à refouler l'utérus le plus haut possible, à travers le cul-de-sac postérieur. Dès que l'utérus a franchi le promontoire, les doigts de la main droite, qui n'ont pas quitté la paroi abdominale, accrochent le fond de l'organe et l'attirent en avant, jusqu'à ce qu'il soit ramené derrière la symphyse pubienne.

Après avoir tenté vainement la manœuvre de Schultze, soit que la brièveté du vagin ne permît pas à la main vaginale de pousser assez loin l'ascension de l'utérus, soit que l'épais-

(1) Cette méthode n'est que la modification d'un procédé de redressement de l'utérus indiqué par Huguier. — On en trouvera la critique dans le *Traité des Maladies de l'utérus*, d'Aran, page 1019.

seur du ventre neutralisât l'action de la main abdominale, des chirurgiens essayèrent le redressement avec des instruments introduits dans la cavité utérine (hystéromètres variés, grosse sonde de Budin).

Le redressement peut se faire de deux façons, selon le but visé par l'opérateur. Ou bien lentement et progressivement, comme l'a enseigné le professeur Trélat, la séance étant suspendue, si l'utérus n'obéit pas à l'effort « continu, mais bien réglé », déployé à l'aide de l'instrument ; ou bien brusquement, en une seule séance et sans tenir compte des obstacles qui s'opposent à la réduction, comme le veut M. Poulet, de Lyon. Nous nous hâtons de dire que nous repoussons ce dernier moyen comme barbare et non exempt de dangers ; quant au premier, nous le croyons bon, dans les rétrodéviations d'origine récente (encore n'est-on jamais sûr de la persistance de la réduction), mais nous ne l'admettons dans les rétrodéviations compliquées d'adhérences, seulement comme élément de diagnostic.

Nous arrivons maintenant au véritable traitement des déplacements utérins, le traitement chirurgical, celui auquel on est obligé de recourir lorsqu'on a compris l'inefficacité des différents procédés décrits ci-dessus.

Que l'utérus soit prolabé, qu'il soit dévié en avant, en arrière, l'intervention choisie pour remédier au déplacement quel qu'il soit, doit remplir les deux indications suivantes :

1° Réduire l'utérus;

2° Le maintenir réduit.

On a tenté d'atteindre ce but, soit en utilisant les tuteurs naturels de la matrice, ligaments ronds, larges, utéro-sacrés ; soit en agissant directement sur l'organe, c'est-à-dire en le fixant lui-même à la paroi abdominale ; soit enfin, en modifiant le plan de soutien, parfois relâché, de l'utérus, la vulve, le périnée.

Nous avons l'intention de donner ici un aperçu succinct des principales opérations imaginées dans ce sens. Pour la commodité de la description, nous les grouperons en deux catégories, suivant qu'elles s'attaquent directement à l'utérus, ou bien qu'elles s'adressent à ses moyens de contention naturels, et nous les signalerons au fur et à mesure, sans nous préoccuper de leur date de naissance.

Parmi les procédés indirects, le raccourcissement extra-abdominal des ligaments ronds a été l'un des plus usités. C'est Alquié, de Montpellier, qui, le premier, conçut l'opération en 1840. Délaissée à la suite d'une tentative malheureuse de Deneffe, en 1864, elle fut reprise par Alexander, en 1881.

Ouvrir le canal inguinal parallèlement à l'arcade crurale, rechercher le ligament rond, le mobiliser, faire le même travail du côté opposé, puis, lorsque les deux ligaments sont bien accessibles et bien mobilisables, les raccourcir et les suturer aux piliers de l'anneau, pendant qu'un aide, la main dans le vagin, maintient l'utérus en bonne position, tels sont les temps de l'opération. Les indications et la valeur de cette intervention seront discutées plus loin, mais nous pouvons dire dès maintenant que, réservée aux rétrodéviations mobiles, c'est l'opération de choix, et que le discrédit dont elle a joui pendant quelques années, ne reconnait comme cause que la multiplicité des affections pour lesquelles elle a été inconsidérément employée, sans succès d'ailleurs.

L'idée de pratiquer le raccourcissement intra-abdominal des ligaments ronds, après laparotomie, semble devoir être attribué à G. Wylie, de New-York. Cependant Ruggi (de Bologne) vers la même époque (1886), exécutait de parti pris la même opération pour une rétrodéviation. De sorte, écrit Marcel Baudouin, qu'on doit considérer ces deux chirurgiens comme les promoteurs de cette nouvelle façon de fixer l'utérus (Opération de Wylie-Ruggi) (1).

L'originalité du procédé consiste à suturer après avivement des surfaces mises en contact, la portion médiane des ligaments ronds repliés sur eux-mêmes. L'anse ainsi obtenue sera proportionnée à la déviation. Dans neuf cas opérés par Wylie, il n'y aurait jamais eu récidive. Ruggi, en 1890, possédait treize observations analogues ; il est vrai que ces observations ne sont pas très concluantes, puisque les malades de Ruggi n'ont pas été suivies plus d'un mois et demi.

Écartant toute idée de laparotomie pour les rétrodéviations simples, le raccourcissement intra-abdominal des ligaments ronds sera rarement indiqué. Chez les jeunes femmes possédant des annexes saines, mais chez lesquelles la complication d'adhérences a exigé l'ouverture du ventre, nous lui préférons l'opération de C. Beck, car ainsi qu'on le verra dans les chapitres qui suivent, l'inclusion des ligaments ronds dans la paroi semble donner de plus grandes garanties de

(1) M. Baudouin. — *Hystéropexie abdominale antérieure*, Paris, 1890, p. 178.

solidité. L'atrophie de ces mêmes ligaments chez les femmes âgées est une contre-indication à l'emploi du procédé.

Lawson Tait, le premier, pratiqua le raccourcissement des ligaments larges pour combattre les rétrodéviations utérines. Cette opération se fait en plissant le ligament large, et le nombre de plis varie suivant la diminution cherchée. Tait plissait le bord supérieur et interne du ligament large; il comprenait l'extrémité utérine du ligament rond dans l'anse du fil destinée à obtenir le plissement. Imlack, au contraire, laissant de côté le ligament rond, fait porter le raccourcissement sur le bord externe du ligament large.

La méthode a été surtout employée par ce dernier chirurgien, pour remédier au prolapsus des annexes. Cependant, M. Delagénière (du Mans), qui après avoir modifié légèrement le manuel opératoire de l'intervention, s'en est servi pour des rétrodéviations, et s'en est bien trouvé, croit que « c'est un moyen efficace de maintenir l'utérus en antéversion ».

On devra donc y avoir recours, conclut cet auteur, comme opération complémentaire, lorsque le ventre aura été ouvert pour un autre motif, que les annexes aient été ou non enlevées (1).

Le raccourcissement des ligaments utéro-sacrés, pratiqué la première fois par Frommel (d'Erlangen), en 1889, est trop peu répandu pour qu'on puisse se permettre de l'apprécier. M. Delbet, qui juge l'intervention comme « la plus physiolo-

(1) H. Delagénière. — *Chir. de l'utérus* (Inst. de Bibl., 1898).

gique » de toutes celles employées contre les rétrodéviations, pense qu'elle doit être plus théorique que pratique (2).

De toutes les opérations, celles qui combattent le plus efficacement le prolapsus utérin, portent sur le périnée et le vagin.

D'où le précepte classique de ne jamais négliger la suture du périnée, lorsqu'il vient à se rompre pendant l'accouchement.

La dissection d'un lambeau pris, soit sur la paroi antérieure, soit sur la paroi postérieure du vagin, avec suture des bords de la perte de substance ainsi créée, la colporrhaphie, en un mot, est rarement employée seule. Le plus souvent on la combine à la périnéorrhaphie. Les procédés imaginés pour réaliser cette dernière opération ne manquent pas. Ceux d'Emmet, de Lawson Tait, de Doléris, pour ne citer que les plus répandus, sont trop connus pour que nous nous y arrêtions.

Les échecs obtenus par les différentes méthodes sus-mentionnées, ont conduit les chirurgiens à rechercher si la fixation directe de l'utérus ne serait pas suivie de meilleurs résultats. L'hystéropexie, semblait *a priori* la méthode la plus rationnelle. Au lieu d'opposer un obstacle indirect à la chute de l'utérus, elle devait remplacer avantageusement les moyens de contention naturels, devenus insuffisants, et provoquer des adhérences solides et durables.

La première en date, conçue par Marion Sims en 1859, est une hystéropexie extra-péritonéale.

Pour l'exécuter, on procède de la façon suivante. Une main introduite dans le vagin, redresse l'utérus et l'amène au

(2) Delbet. — *Traité de Chirurgie* de Duplay et Reclus.

contact de la paroi. A l'aide d'une forte aiguille courbe, on traverse au-dessus du pubis toute la paroi abdominale, ainsi que l'utérus. L'aiguille chemine profondément dans l'épaisseur du muscle utérin, et vient ressortir de l'autre côté, en un point à peu près symétrique. On place ainsi deux ou trois sutures, dont on noue les deux chefs. Ce manuel opératoire a été modifié par Caneva (1882), Kaltenbach, et plus récemment par Vaton (Thèse de Bordeaux, 1890) ; mais, dans tous ces procédés, le principe reste le même : « ne pas ouvrir le péritoine ». L'intervention a été trouvée, non sans raison, « aveugle et dangereuse », et M. Delbet écrit à ce sujet : « Évidemment cette opération n'est applicable qu'aux rétro-déviations complètement mobiles ; or, dans ces cas, l'Alexander est bien plus bénin, bien mieux réglé, tout aussi efficace » (1).

La blessure possible de la vessie, de l'intestin, la gêne apportée à l'opération par l'épaisseur considérable d'une paroi abdominale surchargée de graisse, les progrès de la Chirurgie, la vulgarisation de l'Asepsie, font que cette méthode n'a plus aujourd'hui qu'une valeur historique.

C'est à Kœberlé que revient l'honneur d'avoir pratiqué le premier l'Hystéropexie abdominale (27 mars 1869). Ce chirurgien n'hésita pas à sacrifier un ovaire sain et à en fixer le pédicule dans la plaie, pour assurer le maintien de l'utérus. Lawson Tait, le 20 février 1880, suture directement l'utérus à la paroi.

Chez nous, la première opération analogue fut faite en 1888, par M. le Professeur Terrier. Voici le manuel opératoire conseillé

(1) Delbet. — *Loc. cit.*

par M. Terrier et rapporté par Marcel Baudouin (1). « La main « introduite dans la cavité abdominale saisit l'utérus par son « fond et l'attire vers la cavité pariétale. A l'aide de l'aiguille « de Reverdin, un fil de soie est placé longitudinalement « dans le fond de l'utérus, en pénétrant un peu dans son tissu, « mais seulement si l'utérus est difficile à redresser. Il sert « alors à attirer l'organe en haut et à le maintenir derrière « la paroi abdominale. Les intestins sont refoulés en haut et « en arrière à l'aide de compresses aseptiques. Quand il s'agit « de rétrodéviations, il n'est pas nécessaire de soulever « ainsi l'utérus le plus haut possible, comme dans les cas « de prolapsus ; l'on peut se passer de fil suspenseur, qui « pourtant permet une fixation plus solide. Une grosse soie « est alors passée obliquement d'abord, à gauche, à travers les « lèvres de l'ouverture de la paroi abdominale, la peau ex« ceptée ; elle ressort par le péritoine, puis est conduite de « gauche à droite en faufilé, dans l'épaisseur même du tissu « utérin, au niveau de la réunion du col et du corps. Enfin, « elle est de nouveau passée dans la lèvre droite de l'ouver« ture abdominale, toujours la peau exceptée. On place deux « pinces à pression aux extrémités de ce fil. Un deuxième, « puis un troisième fil de grosse soie sont passés de même « en faufilé, l'un vers le milieu du corps, l'autre très près du « fond de l'utérus, et maintenus par des pinces à pression. « Tout étant bien épongé, on fait successivement ces trois « ligatures, en allant de bas en haut, puis on enlève le fil de « soie placé au fond de l'utérus, pour le maintenir incliné en « avant, pendant qu'on procède à la suture, ou bien on le « suture, lui aussi, de la même façon que les précédents. »

(1) M. Baudouin. — *Loc. cit.*, page 56.

Sur 233 cas d'hystéropexie relevés par M. Baudouin, il n'y a eu que 24 insuccès, ce qui prouve que c'est une bonne opération. Mais peut-elle se suffire à elle-même dans presque tous les cas, comme le voudrait cet auteur ? Nous ne le pensons pas et nous croyons prudent de faire quelques réserves. On les trouvera exposées tout au long dans notre quatrième chapitre. Pour Howard Kelly, l'hystéropexie abdominale antérieure serait indiquée dans quatre cas ;

« Lorsque la rétroflexion s'accompagne d'adhérences, de « douleurs qui cessent lorsqu'on corrige la mauvaise posi« tion. »

« Lorsque, sans adhérences, la rétroflexion ne peut être « corrigée d'une autre manière, et qu'il est permis d'espérer « que le replacement de l'utérus en bonne position suppri« mera les douleurs.

« L'opération est *a fortiori* indiquée lorsque la rétroflexion « s'accompagne de lésions intra-abdominales nécessitant une « laparotomie.

« Enfin, dans les cas de prolapsus utérin qu'aucun traite« ment ou opération par le vagin ne pourra réduire, et en « prenant en considération l'âge et la santé de la malade. » (1)

L'hystéropexie vaginale est de date récente, puisque c'est seulement en 1886 qu'elle fut exécutée pour la première fois par von Rabeneau.

Réduire l'utérus préalablement curetté, inciser le cul-de-sac antérieur du vagin, décoller la vessie, ouvrir le cul-de-sac péritonéal, puis suturer l'utérus à la paroi vaginale, tels sont les principaux temps de l'opération.

(1) Verchère. — *Bulletin médical*, novembre 1888, p. 1563.

Dans une thèse de cette année, M. Merlet explique les échecs obtenus par les anciennes méthodes, à la non ouverture du cul-de-sac péritonéal, et constate que si on l'ouvre, « on réalise une fixation beaucoup plus serrée de l'utérus au vagin » (1). A l'appui de son dire, il cite les statistiques de Mackenrodt, qui obtient 90 0/0 de guérisons durables par la nouvelle méthode; dix cas opérés par MM. Le Dentu et Pichevin avec neuf guérisons (dans un cas, la déchirure de la vessie amène la mort d'une des opérées), enfin neuf succès de M. Richelot, pour neuf opérations.

Recherchant quelles sont les indications de l'hystéropexie vaginale, M. H. Delagénière trouve que « ce sont les mêmes que « pour l'opération d'Alexander, qu'on devra toujours pré- « férer, pour cette raison que l'hystéropexie vaginale s'oppose » à la grossesse et que ses résultats définitifs ne sont pas plus « certains que ceux de l'Alexander. Cependant, dans certains « cas, on devra préférer l'hystéropexie vaginale, quand on « pourra avoir un intérêt quelconque à explorer les annexes « directement, ou chez certaines femmes grasses, quand l'opé- « ration d'Alexander aura échoué, ou bien quand on aura « raison de craindre de rencontrer des ligaments ronds par « trop rudimentaires » (2).

Tels sont les principaux modes de traitement usités pour la cure des déplacements pathologiques de l'utérus. C'est à dessein que nous n'avons pas voulu comparer entre eux ces différents procédés. Ils diffèrent trop, et par la gravité qu'ils offrent, et par les indications qu'ils présentent, pour qu'on

(1) Merlet. — *De l'hystéropexie vag. pour les rétro-déviations utérines.* Paris, Inst. de Bibl., Thèse 1899.
(2) H. Delagénière. — *Loc. cit.*, p. 225.

puisse établir un rapprochement. Ce que nous avons voulu faire ici, c'est un historique de la question, historique peu méthodique, il est vrai, mais qui, à notre sens, en vaut bien un autre, et qui nous a séduit par sa commodité. Nous allons maintenant décrire l'opération de C. Beck, et voir si elle peut supporter la comparaison avec les différentes interventions signalées plus haut.

CHAPITRE II.

Manuel opératoire de C. Beck.

Dans les jours qui précèdent l'opération, la malade prend plusieurs bains alcalins. Au sortir du bain, l'abdomen soigneusement lavé est recouvert d'un pansement boriqué, protégé par un taffetas gommé. Tous les jours on renouvelle le pansement et deux fois par jour on pratique des irrigations vaginales chaudes, antiseptiques. La malade, purgée la veille de l'opération, prend un lavement le matin même.

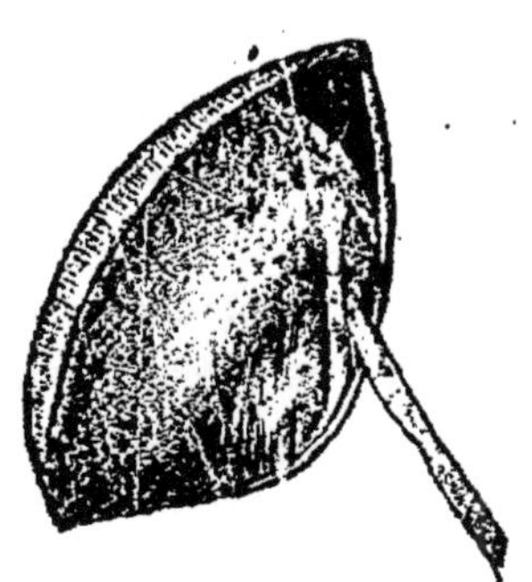

Fig. 1. — Procédé de Beck. — Isolement du ligament rond gauche.

Une fois l'anesthésie commencée, on amène la patiente à la salle d'opération, on vide la vessie, puis l'abdomen et la vulve préalablement rasés sont savonnés, brossés, passés à l'alcool et à l'éther; l'ombilic surtout sera minutieusement nettoyé. On donne une nouvelle injection vaginale. La position adoptée est celle de Trendelenburg.

L'abdomen est ouvert suivant le procédé employé ordinairement pour la laparotomie, c'est-à-dire que l'incision est faite sur la ligne blanche. Cette incision n'a pas besoin d'être très étendue, dix centimètres suffisent le plus généralement. La cavité péritonéale ouverte, l'opérateur saisit le fond de l'utérus avec une pince de Museux et l'attire au niveau de la plaie. Après avoir examiné les annexes, il va à la recherche d'un ligament qu'il isole. Pour ce faire, il incise légèrement le ligament large. Par cette boutonnière pratiquée au-dessous du ligament rond et à un centimètre environ de son extrémité utérine, il est facile au moyen de la sonde cannelée, de l'isoler sur une plus grande étendue, sans répandre de sang (*Fig.* 1).

Ceci fait, on attire au dehors de la cavité péritonéale la portion du ligament ainsi isolée; puis, la maintenant aussi élevée que possible avec une aiguille de Deschamps, on réunit au-dessous d'elle les bords de la boutonnière. Le péritoine pariétal, le fascia et les muscles sont réunis à leur tour par six ou sept points de suture au catgut, toujours au-dessous du ligament rond, qui repose ainsi sur la presque totalité de la paroi abdominale (*Fig.* 2). De sorte qu'en définitive, dit C. Beck, « le ligament rond pend comme le ruban d'une robe qui serait maintenue par un large crochet » (1). Le reste de l'incision abdominale est suturé suivant la méthode habituelle, mais on a soin de fixer le ligament

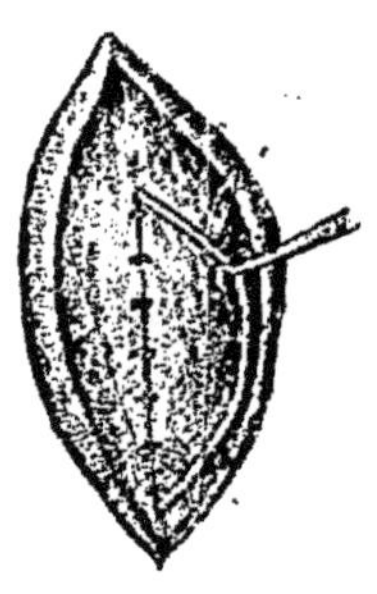

Fig. 2. — Procédé de Beck. — Ligament rond isolé et suture du péritoine.

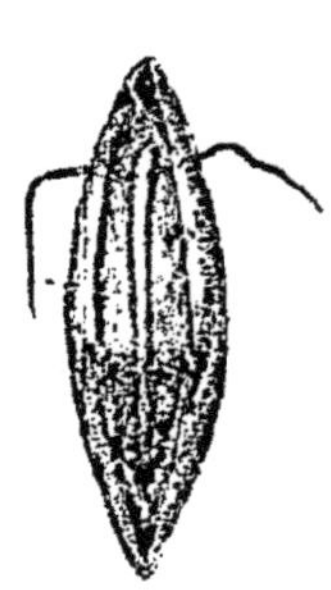

Fig 3 — Procédé de Beck. — Suture du ligament rond à la peau.

(1) C. Beck. — *Centralbl. für Chir.*, août 1897.

rond lui-même dans l'épaisseur du derme, par une suture intradermique (*Fig.* 3).

On peut pratiquer ainsi l'inclusion et la suture des deux ligaments ronds. L'auteur du procédé estime que dans les cas de prolapsus, « la puissance colossale d'un seul suffit pour maintenir l'utérus réduit ». Par contre il juge bon, dans les cas de rétrodéviation utérine, de faire une suture double.

Valeur du procédé. — « Théoriquement, écrit C. Beck, il « est à peine besoin de se demander comment l'épaisse cloi- « son qui constitue la paroi abdominale toute entière pour- « rait se relâcher.

« Pratiquement, l'expérience qui s'applique pour ma part, « à trois cas seulement, l'expérience a donné raison aux « réflexions suggérées par la théorie. L'utérus restait, dans « tous ces cas, fixé excessivement haut, et dans aucun on ne « put observer de phénomènes de réaction quels qu'ils fus- « sent. Dans un cas, j'avais tenté la ventro-fixation depuis « un an, sans obtenir de résultat.

« La seule objection qu'on pourrait soulever contre cette « opération, c'est qu'elle sous-entend une laparotomie, mais « elle a l'immense avantage d'être d'une exécution facile et « d'avoir des suites absolument positives, tout en donnant « encore la garantie de la mobilité complète de l'utérus, ce « qui, dans le cas d'une grossesse, peut avoir une significa- « tion heureuse » (1).

Résultats immédiats. — On peut se rendre compte, après l'opération, de la modification apportée dans la position de l'organe. L'utérus se trouve complètement réduit en bonne

C. Beck. *Loc. cit.*

position et jouit d'une mobilité suffisante. La cicatrisation parfaite s'observe après huit ou dix jours. Les troubles fonctionnels dus à la métrite concomitante (douleurs dans le ventre, dans les cuisses, pertes abondantes), de même que les symptômes de compression (constipation, dysurie), disparaissent dans les jours qui suivent. L'état de nervosisme particulier, engendré par les déviations utérines, diminue progressivement, pour ne bientôt plus paraître, du moins dans la majorité des cas.

Résultats éloignés. — Parmi les faits relatés dans nos observations, les uns datent d'un an tout à l'heure, d'autres sont trop récents pour que nous puissions être affirmatif; mais l'absence d'insuccès dans tous les cas, sauf celui de la malade qui fait le sujet de notre Observation I, nous porte à croire que le résultat définitif sera parfait. Dans une communication qu'il fit à la Société de Gynécologie de New-York, en mars 1897, M. le Professeur Randohr, qui doit un succès à ce nouveau procédé, l'apprécie ainsi : « Cette méthode, je la préconise comme étant une méthode facile, donnant un véritable soulagement et ne s'opposant pas à la mobilité de l'utérus » (1).

OBSERVATIONS INÉDITES.

Observation I.

Prolapsus complet de l'utérus. — Ligamentopexie. — Récidive.

Veuve G..., 57 ans, de S... (Loire-Inférieure). — Réglée à 15 ans, l'a toujours été très bien depuis. Elle se marie à 24 ans et a deux enfants. Accouchements normaux. La malade n'a gardé le lit que 48 heures à chaque fois, et cependant les suites de couches n'ont rien

(1) Comm. à la *Soc. de Gynéc. de New-York*, mars 1897.

présenté de particulier. Le 24 juin 1883, en soulevant sa mère infirme, elle a eu la sensation de quelque chose qui se « décroche ». Toute la journée elle ressent une lourdeur inaccoutumée dans le bas-ventre. Le lendemain, l'utérus paraissait à la vulve. A ce moment il y a plutôt de la gêne que de véritables douleurs, mais la marche devient de plus en plus difficile. La tumeur, du volume d'un œuf de pigeon au début, est devenue plus grosse que le poing. Parfaitement réductible d'ailleurs, cette tumeur ressort dès que la malade fait la moindre course, au point qu'elle est obligée d'entrer chez des voisins pour réduire elle-même son utérus. Cette gêne continuelle engage la malade à se faire opérer, car un pessaire placé par un médecin, n'a apporté aucune modification dans son état.

A son entrée à l'Hôtel-Dieu, on constate un prolapsus avec cystocèle et rectocèle; les parois vaginales sont entièrement relâchées; le périnée aminci n'est plus représenté que par une faible bandelette musculaire ne s'opposant nullement à la sortie de l'utérus hors des organes génitaux externes.

Opération. — M. le Dr Vignard pratique la *ligamentopexie*, le 30 octobre 1897. Un seul ligament rond est fixé au-dessus de l'aponévrose, dans l'épaisseur de la paroi abdominale. Quand la malade sort de l'Hôtel-Dieu, l'utérus est toujours bien suspendu, mais le vagin tend à ressortir.

Suites. — La malade est revue en septembre 1899. On trouve à la vulve une masse réductible, formée par le col utérin entouré d'une notable portion des parois vaginales. Il n'y a jamais eu de douleurs, ni de troubles de la miction.

M. le Dr Vignard, après avoir pratiqué la ligamentopexie, songeait à faire une colpo-périnéorrhaphie en un second temps, mais la malade ne lui en a pas laissé le loisir. Il y a lieu de se demander ce qui serait advenu à la suite de cette seconde intervention, qui s'imposait. On peut admettre, c'est du moins rationnel, que l'utérus suspendu par en haut, et maintenu d'autre part, par un périnée suffisamment résistant, et un vagin aux parois rétrécies, n'aurait plus eu la même tendance à se prolaber.

Observation II.

Rétroflexion de l'utérus. — Ligamentopexie.

Mme C..., 27 ans, de C... (Loire-Inférieure). Est d'une bonne constitution. Réglée à 13 ans, toujours très régulièrement, elle se marie à 23 ans, et devient enceinte six mois après. La grossesse est normale, mais l'accouchement pénible. Le Dr G... appelé, applique le forceps pour une présentation de la face. Il se produit une déchirure de la fourchette, intéressant le périnée. Cette déchirure n'est pas suturée, car la malade affaiblie par un long travail, déclare, s'y opposer.

Ceci se passe en juin 1897. L'accouchée garde le lit 50 jours à cause de sa déchirure. En octobre de la même année, seconde grossesse normale. En juin 1898, mise au monde de deux jumeaux.

L'expulsion du premier enfant a lieu spontanément ; le Dr G... extrait le second une heure après. Mme C... prétend avoir éprouvé à ce moment une douleur très vive. Le second enfant, qui naît en état de mort apparente, est emporté trois mois après par le choléra infantile. Le premier vit et est aujourd'hui un fort beau bébé. Les suites de couches sont des plus simples. Repos au lit pendant 30 jours. Lorsque la malade se lève, c'est-à-dire depuis la fin de juin de 1898, jusqu'en février 1899, leuchorrée abondante, douleurs dans le ventre, les reins avec irradiation dans les cuisses. La miction est toujours douloureuse et la constipation opiniâtre.

OPÉRATION.—*Ligamentopexie*, le 27 février 1899, par le Dr Vignard. Le ligament rond du côté gauche est seul fixé à la paroi.

On garde l'opérée à la clinique de la rue Bonne-Louise jusqu'au 20 mars. Dès ce moment, l'utérus est en place ; les pertes n'existent plus et les douleurs ont disparu. Au mois de mai suivant, nouvelle grossesse. En juin, hémorragie avec légères douleurs. Il n'y a pas à la connaissance de l'intéressée, ni effort, ni coup, ni fatigue capable d'expliquer cet accident à la suite duquel elle garde le lit 15 jours. Les pertes continuent, bien que plus légères, et les choses vont ainsi jusqu'au 8 septembre, jour où des douleurs analogues à celles de l'accouchement obligent Mme C... à réclamer la présence d'une sage-femme. Le 9 septembre, dans la soirée, avortement à trois mois de grossesse ; le lendemain les pertes ont cessé ; il n'y a pas eu d'élévation de température (1).

Suites. — On voit la malade le 29 septembre : elle a une légère

(1) Jamais il n'y a eu d'albumine dans les urines, pas de maladie de cœur, pas d'intoxication professionnelle, et l'idée de syphilis doit être écartée.

leucorrhée, mais ne souffre aucunement ; le toucher vaginal montre un utérus en place, les culs-de-sac sont libres, les parois vaginales résistantes.

22 octobre. La malade est aussi bien que possible et a bon appétit.

Observation III.

Rétroflexion de l'utérus.— Ligamentopexie.

Mademoiselle Gabrielle A..., 20 ans, lingère à Nantes. La malade est née avec deux pieds bots que l'on put réduire au moyen d'appoints orthopédiques. Les articulations tibio-tarsiennes, surtout celle du pied gauche, ont néanmoins conservé une grande laxité. Elle ne se rappelle pas avoir été jamais souffrante.

Réglée à 14 ans. Elle le fut d'une façon normale jusqu'à l'âge de 16 ans, époque à laquelle les règles devinrent douloureuses; en même temps, dans l'intervalle des règles, apparurent des pertes blanches parfois abondantes. Chez elle, elle prenait part aux soins du ménage et déplaçait assez souvent un grand lit. Elle n'a pas souvenance d'avoir fait d'autres efforts plus spécialement au moment d'une période menstruelle, pas plus que d'avoir fait une chute ou d'avoir subi un traumatisme quelconque au moment de ses règles.

A son entrée à l'Hôtel-Dieu, la jeune fille présente au niveau de l'anneau inguinal du côté droit, une dépression, dans laquelle on introduit aisément deux doigts. Les piliers semblent assez écartés l'un de l'autre. Jamais, au dire de la malade, elle n'aurait eu de hernie. La palpation du ventre n'est pas douloureuse et ne révèle rien d'anormal.

Le toucher vaginal permet de constater à travers la paroi du cul-de-sac latéral droit, la présence d'une masse indolore, assez bien limitée. L'hystérométrie ne peut être pratiquée qu'en élevant fortement en avant la poignée de l'instrument.

Opération le 10 mars 1899. — La paroi abdominale est incisée dans le sens vertical, de façon que sa moitié inférieure intéresse l'anneau inguinal droit. Un sac herniaire vide, est mis à nu, disséqué puis reséqué. L'incision de la grande cavité péritonéale permet de saisir le ligament rond droit et de l'attirer au dehors de 2 ou 3 centimètres. Le péritoine est suturé au-dessous de lui, et le ligament lui-même fixé dans l'épaisseur de la plaie abdominale; l'anneau inguinal est refermé.

Le toucher vaginal, pratiqué immédiatement après l'opération, ne laisse plus constater la présence du fond de l'utérus dans le cul-de-sac recto-vaginal. Les suites opératoires ont été excellentes. Cependant, dès le matin et avant l'opération, apparurent des hémorragies utérines, peu abondantes, prises pour les règles, provoquées peut-être par le cathétérisme. Les pertes continuent le lendemain de l'opération; on donne à la malade deux injections vaginales par jour. Le 18 mars, on fait une injection d'un cent. cube d'ergotine Yon : l'hémorragie s'arrête. Le 19, les fils sont enlevés, la cicatrisation est parfaite.

Suites. — Au commencement d'octobre, nous nous sommes rendu au domicile de l'opérée, que nous n'avons pu voir, car elle est actuellement novice dans un ordre religieux de Saumur; mais, des lettres écrites par elle à sa mère, il résulte que la guérison s'est maintenue.

Observation IV.

Rétroflexion utérine. — Ligamentopexie.

Mme X..., 23 ans, de M... (Loire-Inférieure). Mère morte éclamptique à sept mois de grossesse. Père vivant et bien portant. Deux frères vivants. Trois sœurs vivantes, toutes trois nerveuses; l'aînée a subi en 1890, une double ovariectomie pour une double ovarite qui donnait lieu à des symptômes presque semblables à ceux qui seront signalés dans cette observation.

Mme X... n'a jamais été malade. En 1895, elle a eu un premier enfant à terme. La rotation ne s'étant pas faite, le forceps fut appliqué. Il y eut une forte déchirure du périnée, suturée immédiatement, et dont il ne reste actuellement aucune trace. Suites de couches normales.

En 1896, second accouchement normal; les suites de couches ne présentent rien de particulier. En septembre 1898, Mme X... commence à se plaindre de douleurs presque continuelles dans le bas-ventre; elle a de fréquentes envies d'uriner. On croit à une cystite, bien qu'à aucun moment les urines n'aient été troubles, purulentes ou même sanguinolentes. Le traitement ordinaire des cystites, instillations de nitrate d'argent, grands lavages antiseptiques, n'amènent aucune amélioration. Le traitement est abandonné, les douleurs persistent, l'état général est mauvais, l'amaigrissement et la tristesse augmentent chaque jour. En avril 1899, Mme X... se décide à se faire soigner de nouveau ; les douleurs et les envies d'uriner deviennent insupportables. Un nouveau traitement de la cystite est institué, en même temps qu'un traitement contre la métrite supposée. Aucune amélioration. Une intervention chirurgicale est décidée. L'opération est faite par le Dr Vignard, le 19 juin 1899.

Avant l'opération, on percevait au toucher vaginal, une tuméfaction dure et douloureuse dans le cul-de-sac postérieur, ce qui faisait supposer la présence à ce niveau, d'une collection purulente ; à l'ouverture du ventre, on reconnaît que cette tuméfaction était constituée par le fond de l'utérus rétrofléchi. Cette lésion suffisait à expliquer les douleurs éprouvées et détermina immédiatement le Dr Vignard à pratiquer la *ligamentopexie*.

Opération. — Les ovaires n'étaient pas très malades ; cependant l'ovaire droit présentant quelques petits kystes sur différents points de sa surface, fut enlevé, et le ligament rond de ce côté fixé dans l'épaisseur de la paroi abdominale sur la ligne médiane. Après quinze jours de lit, à la clinique de la rue Bonne-Louise, Mme X... revenait chez elle.

Suites. — Depuis, presque tous les symptômes douloureux ont disparu ; il ne persiste qu'un peu de cystalgie. L'état général est redevenu excellent. Tel est l'état de l'opérée 7 mois après la ligamentopexie.

Observation V.

Rétroversion de l'utérus. — Ligamentopexie.

Mme C..., de C... (Loire-Inférieure). Cette malade, très nerveuse, a eu plusieurs crises d'hystérie suivies de perte de connaissance. Réglée à 14 ans, toujours très régulièrement. A eu cinq enfants dont un seul vivant. A subi l'ovariotomie en 1892.

Il y a dix ans, à la suite d'une couche, la malade commit l'imprudence de se lever deux ou trois jours après sa délivrance. Six mois après environ, surviennent en même temps que des pertes blanches abondantes, de violentes douleurs abdominales. Les règles ne sont douloureuses que depuis six mois, seulement; elles sont augmentées de durée. La palpation du ventre ne révèle rien d'anormal. En pratiquant le toucher, le doigt rencontre le cul-de-sac postérieur repoussé en avant par une masse globuleuse, qui est évidemment le corps utérin; le col est très haut, et difficilement accessible.

Opération. — *Ligamentopexie*, le 9 juin 1899. Les suites opératoires ne présentent rien de particulier; la malade se plaint cependant pendant quelque temps de douleurs à gauche, douleurs qui demeurent inexpliquées. Au moment de son départ le 30 juin, l'utérus était resté parfaitement réduit.

Suites. — La malade est revue le 30 octobre, l'utérus est toujours bien maintenu, mais les douleurs abdominales persistent.

La cause de la persistance des phénomènes douloureux est restée pour nous inexplicable, ou du moins, nous ne trouvons l'explication de ce fait que dans la névropathie dont la malade est atteinte. Chez de tels sujets, il en est souvent ainsi malheureusement, nous dit notre Maitre, M. le docteur Vignard. On corrige la rétrodéviation; quelques symptômes spéciaux à cette affection disparaissent, mais les malades continuent à souffrir.

Observation VI.

Rétroversion de l'utérus.— Ligamentopexie.

Marie-Louise L..., domestique à Nantes. Toujours bien réglée et d'une façon très régulière depuis l'âge de 15 ans. A 17 ans, la fin des règles est toujours marquée par des pertes blanches. La malade devient grosse à 22 ans et est accouchée à la Maternité d'Angers. L'accouchement a eu lieu au forceps; il y eut une déchirure du périnée qui fut suturée séance tenante. Les suites de couches semblent avoir été très pénibles. La malade eut de l'infection, de la fièvre. On lui fit plusieurs injections intra-utérines. A partir de cette époque, les règles, tout en étant régulières, devinrent douloureuses. L'enfant mourut de méningite à l'âge de huit mois.

Quand la malade se présente à l'Hôtel-Dieu de Nantes, elle se plaint de douleurs dans le ventre, s'exaspérant par le moindre travail; la miction est pénible, la constipation ne cède qu'aux lavements répétés. Par le toucher, on arrive à peine à sentir le col appliqué directement contre la symphyse pubienne; il paraît volumineux. Les culs-de-sac latéraux sont libres. Le toucher et le palper combinés ne révèlent rien du côté des annexes. Le cul-de-sac postérieur est occupé par une masse lisse, ferme, que le toucher rectal permet aussi de sentir.

L'examen au spéculum, qui est très difficile, montre un gros col entr'ouvert, et son orifice est occupé par un gros bouchon muqueux. L'hystérométrie n'est possible qu'en dirigeant la tige de l'instrument, très en arrière; on réduit ainsi, partiellement, mais non sans douleur, l'utérus qui aussitôt, retombe en rétroversion.

Opération. — Le 8 mars 1899, par le docteur Bureau. Incision sous-ombilicale sur la ligne médiane, de 10 centimètres environ. Section de la peau, de l'aponévrose et du péritoine. Recherche du ligament rond du côté droit, qui est facilement attiré au niveau de la plaie au moyen d'une boutonnière faite dans le ligament large, au-dessous du ligament rond. Le péritoine insinué au-dessous de ce ligament, est suturé par trois points de catgut. On suture également l'aponévrose au-dessous du ligament rond; suture du reste de la plaie, sur trois plans. L'opération terminée, il est facile de constater que l'utérus réduit est en bonne position.

Les fils sont enlevés le huitième jour; la réunion est parfaite. Au moment du départ de l'opérée, trois semaines après l'intervention, l'utérus n'a pas varié dans sa position.

Suites. — Le 2 octobre, la malade est examinée de nouveau ; les douleurs ont cessé, la miction et la défécation s'accomplissent normalement, les règles ne sont plus douloureuses. Le toucher montre l'utérus occupant sa place normale ; les culs-de-sac sont libres, le col accessible.

Observation XII.

Rétroversion utérine, — Ligamentopexie.

Joséphine R..., 38 ans, demeurant à Nantes. La malade a été réglée à 10 ans et 1/2, et ne se souvient pas avoir fait de maladie. La première année de son mariage, elle fit une fausse-couche de sept semaines environ qu'elle attribue à la fatigue éprouvée par elle à la suite d'une longue route. Depuis elle a eu 4 enfants. Le troisième jour après son dernier accouchement, qui remonte à deux ans, elle se leva. Deux heures plus tard, elle fut trouvée par une de ses voisines, couchée sur le plancher, pâle et baignant au milieu d'une mare de sang. Une violente hémorragie utérine venait de se déclarer. Depuis lors, tous les 15 jours, les règles apparaissent, et non seulement elles sont devenues plus fréquentes, mais aussi très douloureuses. Dans l'intervalle des règles, leucorrhée.

L'examen montre une rétroversion manifeste. La malade accepte l'opération proposée par MM. Joüon et Bureau.

Opération. — *Ligamentopexie*, le 11 juillet 1894. Suites opératoires excellentes ; l'utérus n'avait pas bougé lorsque la malade a quitté l'hôpital.

Suites. — Nouvel examen le 2 octobre. L'utérus est resté en bonne place.

Observation VIII.

Rétroflexion de l'utérus. — Ligamentopexie.

Marie B..., 30 ans, de Trignac (Loire-Inférieure). Les règles ont apparu chez elle à 12 ans, et la menstruation a été très régulière depuis. Quatre grossesses. La malade n'a jamais gardé le lit plus de 3 à 4 jours après chacun de ses premiers accouchements. Les dernières couches ont eu lieu en février 1897. Sur les conseils d'un médecin, l'accouchée est restée au lit trois semaines environ. A la suite de cet accouchement, qui avait été cependant normal, pertes légères, mais continuelles. A chaque époque menstruelle, le ventre devient lourd et la malade éprouve de violentes coliques. Dans l'intervalle des règles, le moindre effort est une cause de nouvelles souffrances.

A la palpation, il est complètement impossible de sentir le fond de l'utérus. Le toucher et le palper combinés ne l'indiquent pas non plus. Le doigt vaginal ne trouve rien dans le cul-de-sac antérieur, ni dans le cul-de sac latéral droit, mais perçoit à gauche et surtout en arrière, une masse solide, mobile qui paraît faire corps avec le col utérin, et de fait, les mouvements imprimés au col ont leur retentissement sur cette masse.

Opération. — Le 5 septembre, *Ligamentopexie*. Le corps utérin est trouvé en latéro-rétroflexion gauche ; le ligament rond gauche est attiré et suturé dans l'épaisseur de la paroi abdominale.

Le 15 septembre, les fils sont enlevés. Il n'y a pas eu d'élévation de la température ; les douleurs ont disparu. Quand la malade quitte l'hôpital, son utérus est toujours réduit en bonne position.

Observation IX.

Rétroflexion de l'utérus. — Ligamentopexie.

H. T..., âgée de 41 ans, à Nantes. Père mort accidentellement ; mère morte d'affection banale; 4 frères et une sœur morts tuberculeux.

Entrée en service à l'âge de 14 ans. —Bien réglée. Jusqu'à 25 ans, bien portante. Une grossesse normale.

Très active et très courageuse, elle fait un travail au-dessus de ses forces pendant plusieurs années. A dater de ce moment, ses digestions deviennent pénibles. De temps en temps, surviennent par crises des douleurs d'estomac assez vives. Pas de vomissements, pas de nausées. L'intestin est frappé d'une atonie progressive (constipation, léger ballonnement, fermentation). Il y a 10 à 12 ans, la constipation devint même des plus opiniâtres (six semaines sans aller à la selle, malgré les lavements). Depuis 3 ou 4 ans, ballonnement de l'estomac et de l'intestin. Efforts inouïs pour aller à la selle.

La malade est vue la première fois en novembre 1898, par le Dr Amédée Monnier.

Signes d'atonie gastro-intestinale.— Rein flottant. Pas de zônes hystérogènes, aucun signe d'hystérie, mais névropathe, sans signes nets de neurasthénie.

Examen vaginal.— Col déchiqueté, situé derrière le pubis; corps vraisemblablement rétrofléchi.

Examen rectal.— Dans l'ampoule rectale, bombe une tuméfaction dure, lisse, qui est le corps de l'utérus en flexion; la lumière rectale est à peine perméable. Soumise à l'examen du Dr Vignard, la rétroflexion est confirmée et l'opération proposée.

Opération par M. le Dr Vignard, le 1er mars 1899. Les *suites* ont été absolument normales. Pendant le séjour de la malade à la clinique, la garde a toujours prétendu que les lavements étaient suivis d'heureux résultats. Un gramme de rhubarbe suffisait pour provoquer une selle.

La malade est revue le 17 novembre 1899. La digestion est devenue moins pénible, mais la constipation est encore assez opiniâtre, toutefois il n'y a plus d'efforts d'expulsion au moment des garderobes. Le toucher vaginal fait constater que l'utérus est solidement maintenu, quoique mobile.

Examen rectal. — Le rectum est à peu près perméable, le corps de l'utérus étant repoussé en avant.

Jamais, comme l'affirme la malade, il n'y a eu de tiraillements du côté de la cicatrice abdominale.

CHAPITRE III.

Ligamentopexie et Grossesse.

Avant d'entamer cette étude, il ne nous paraît pas inutile de rappeler sommairement quelles sont les modifications qui se passent du côté de l'utérus et des ligaments ronds pendant la gestation.

L'utérus à l'état de vacuité offre une forme triangulaire. Aux angles supérieurs naissent les trompes, et c'est immédiatement au-dessous d'elles que se détachent les fibres musculaires qui vont former les ligaments ronds. Sur un utérus gravide, l'aspect est totalement modifié. Les ligaments ronds ne naissent plus du fond de l'organe, mais beaucoup plus bas. Au cinquième ou sixième mois, ils émergent à l'union du tiers supérieur avec les deux tiers inférieurs. Quelle est la raison de ce phénomène ?

Le développement de l'utérus gravide ne s'opère pas en bloc et en un seul temps; il se fait par poussées successives et inégales, le corps se développant avant le col, qui plus tard contribuera, dans une large mesure, à la formation du segment inférieur. Dès le troisième mois, l'utérus est devenu sphérique. Seules, les parois antérieure et postérieure ont participé à cet accroissement; elles sont alors convexes.

Du troisième au cinquième mois, c'est surtout le fond qui se développe; tandis que les autres régions du corps de l'utérus n'éprouvent que des changements insignifiants, l'organe présente à ce moment une forme ovoïde, et les ligaments ronds paraissent alors s'insérer très bas.

Pendant tout ce temps, le segment inférieur est resté silencieux; il va s'accroître à son tour, et cet accroissement se continuera pendant les trois derniers mois de la grossesse : il en résulte que les ligaments ronds semblent s'insérer plus haut que précédemment.

Placer l'utérus dans des conditions telles que les modifications nécessitées par l'état gravidique ne soient nullement entravées, doit donc être l'idéal du chirurgien lorsqu'il est obligé d'intervenir pour corriger une position vicieuse de cet organe. Les différents procédés proposés jusqu'à ce jour réalisent-ils donc ces *desiderata*? Nous ne le pensons pas. Que recherche, en effet, l'opérateur, lorsqu'il pratique une hystéropexie par un des procédés exposés dans notre premier chapitre? Déterminer des adhérences utéro-pariétales, qui auront pour effet de maintenir l'utérus dans une position voisine de celle qu'il doit occuper normalement. Mais survienne une grossesse, quel va être le sort de ces liens artificiels?

Avec le Docteur Lucien (1), nous ne voyons que trois hypothèses possibles pour expliquer l'évolution régulière d'une grossesse dans un utérus ainsi fixé à la paroi :

« *a*) Ou bien il faut que ces adhérences s'étirent, se

(1) Lucien. Thèse de Nancy, 1896.

« rompent et finalement disparaissent, au risque de voir se « reproduire après l'accouchement l'affection qui a nécessité « l'intervention (1).

« *b*) Ou bien, que ces mêmes adhérences subissent des « modifications susceptibles de laisser à l'utérus sa libre « expansion;

« *c*) Ou bien enfin, que les parois non fixées de l'utérus « fournissent l'étoffe nécessaire au développement com- « plet. »

De la première hypothèse, nous ne parlerons pas, puisque tout est à recommencer, et que l'opérée n'a retiré aucun bénéfice de l'intervention.

La troisième semble donner une explication des ruptures utérines si fréquentes que l'on a observées chez les hystéro-pexiées. Il est évident, en effet, que l'utérus ne saurait supporter impunément aux dépens d'une de ses faces, une distension exagérée à laquelle participe normalement la totalité du corps utérin. Reste la seconde qui, bien qu'elle soit purement gratuite, peut rendre compte des cas heureux dans lesquels la grossesse a évolué à terme.

On ne peut nier la possibilité de la grossesse et de l'accouchement régulier, chez de telles opérées. Dès l'année 1890, M. Routier publiait une observation de grossesse régulière terminée par un accouchement normal après ventrofixation(2). Mais les exemples de ce genre ne devaient pas être très fréquents, puisque, en 1896, M. le Professeur Condamin pouvait

(1) « La grossesse, dit Gottschalk, n'est pas interrompue; la croissance pro- « gressive de l'utérus gravide force bientôt les adhérences de sa paroi anté- « rieure avec la paroi antérieure de l'abdomen. » Léon. Thèse de Lyon, 1894, p. 68.

(2) M. Baudouin. *Loc. cit*, p. 95.

écrire : « L'influence de l'hystéropexie abdominale antérieure « sur les grossesses ultérieures est à l'ordre du jour ; malgré « trois thèses écrites sur ce sujet, où se trouvent résumés « tous les travaux et les appréciations des gynécologues sur « ce point, il est difficile à l'heure actuelle de se faire un « jugement sur cette question. Il faudrait encore d'autres « documents ; c'est en publiant les cas isolés qu'il sera pos- « sible plus tard d'être fixé d'une façon définitive (1).

Ceci prouve que les choses ne se passent pas toujours aussi simplement que dans le cas rapporté par M. Routier. Sans vouloir partager l'opinion de Kustner, qui déclarait au Congrès de Fribourg en Brisgau (juillet 1889) « qu'une grossesse étant acquise, l'avortement est inévitable », nous sommes forcés de reconnaître que c'est du moins un accident fréquent.

« La grossesse après l'hystéropexie, dit Rivière, peut très « bien aller jusqu'à terme, puisque sous l'influence de la « grossesse, les adhérences utéro-pariétales sont susceptibles « de s'allonger assez pour permettre à la grossesse d'aller à « terme. Mais on comprend que cet allongement ait des « limites ; on comprend surtout que dans certaines circons- « tances, il ne puisse suffire et que, plus ou moins tôt, se « produise soit un avortement, soit un accouchement préma- « turé » (2).

Il y a plus. On ne doit pas seulement se préoccuper de savoir si une femme hystéropexiée a conduit ou non sa grossesse à terme, il faut encore connaître les conditions dans lesquelles l'accouchement s'est effectué.

« Dans un cas qui m'est personnel, écrit le professeur Gau-

(1) Blau. Thèse de Lyon, 1897.
(2) Léon, *loc. cit.*, p. 69.

« lard, l'avortement se fit deux fois coup sur coup. Après ces « deux avortements, je rompis, sous le chloroforme, les « liens de fixation; la patiente conçut et porta sa grossesse à « terme » (1).

En 1895, Goubareff publiait dans les *Archives de Tocologie*, l'observation d'une hystéropexiée devenue enceinte, et à laquelle il dut faire subir une opération césarienne.

Sur trois grossesses observées par Poltowick après 20 ventrofixation, une s'est terminée dans des conditions analogues. La même chose arriva à Milander la même année (2).

Faut-il rappeler les cas d'Abel qui, dans les mêmes circonstances, dut pratiquer l'opération de Porro (3); de von Guérard (4) plus instructif encore, puisque l'hémorragie utérine qui nécessita la laparotomie, cessa dès la destruction des adhérences utéro-pariétales.

« J'ai vu, écrit M. Doléris, plusieurs cas de grossesse pénible; « j'ai observé récemment un cas de grossesse chez une hys- « téropexiée, où la pénétration de la tête fœtale dans le « bassin, au moment de l'accouchement, a été très retardée « et rendue difficile par le défaut d'abaissement et d'exten- « sion du segment cervical sus-vaginal de l'utérus adhérent « à la paroi abdominale. Dans ce fait, l'utérus avait été fixé « par la portion moyenne de sa face antérieure.

« J'ai récemment observé enfin à la Maternité de l'hôpital « Boucicaut, une femme dont le fond de l'utérus avait été « très solidement fixé à la région sus-pubienne de l'abdomen, « qui, après l'accouchement, a présenté une rétention persi-

(1) Lamort. Thèse de Bordeaux, p. 67.
(2) Delagénière, *loc. cit.*, p. 79.
(3) *Bulletin médical*, 18 mars 1896.
(4) *Centralbatt für Gynæk.*, n° 201 1896.

« stante des sécrétions lochiales, avec fièvre et infection, due « à la flexion absolue, avec atrésie mécanique, de l'orifice « interne du col utérin » (1).

Le Docteur Ch. Noble, chirurgien en chef de l'hôpital Kensington, à Philadelphie, a publié dans l'*American Journal of Obstetrics*, une statistique assez intéressante à ce sujet. Sur 231 cas de grossesse survenue après hystéropexie, 177 sont arrivés à terme. Comme accidents imputables à l'intervention, cet auteur a relevé 23 avortements, 7 accouchements prématurés, 15 délivrances artificielles, 5 versions, 10 opérations de Porro, 3 opérations césariennes, 2 rétentions de placenta.

Il est difficile, on le voit, de se faire une opinion exacte sur la question des rapports de l'hystéropexie abdominale antérieure avec la grossesse. L'auteur américain lui-même, bien que partisan convaincu de l'opération, reconnait tacitement qu'elle n'est pas sans gravité et que le pronostic ne saurait être trop réservé, eu égard à ses conséquences fâcheuses.

L'hystéropexie vaginale a-t-elle donné de meilleurs résultats au point de vue obstétrical ?

Dans son Traité de Gynécologie, M. S. Pozzi signale les accidents suivants, consécutifs à l'emploi de la vaginofixation.

« Dührssen compte 6 avortements sur 24 grossesses sur- « venues dans ces conditions. Weberstedt, sur 24 grossesses « à la clinique de Gusserow, chez des malades opérées par le « procédé de Dührssen, accuse 6 avortements.

« Quand la grossesse est menée à terme, des complica- « tions sérieuses peuvent se présenter au moment de l'accou-

(1) *Journal de Médecine*, 18 décembre 1898.

« chement. Strassmann rapporte deux cas dans lesquels l'ac-
« couchement normal fut impossible. Dans le premier, on dut
« faire la version, et la malade faillit succomber à une hé-
« morragie consécutive. Dans le second, on dut recourir à
« l'opération de Porro qui fut suivie de mort. A ces deux faits
« malheureux, Mackenrodt en ajoute un troisième appartenant
« à de Græfe » (1).

De son côté, M. Merlet, dans sa thèse inaugurale, a consigné les observations suivantes (2).

Velde pratique une laparotomie pour éviter une rupture utérine imminente. On trouve une hémorragie intra-abdominale abondante et comme on croit le fœtus en état de décomposition, on exécute l'opération de Porro. La femme meurt une heure et demie après l'opération.

Dans deux observations de Rühl, celui-ci dut inciser le segment inférieur de l'utérus, la rigidité du col ne permettant pas la dilatation. Enfin, Wertheim fut obligé, pour prévenir une rupture de la paroi postérieure de l'utérus, de recourir à la version, qui ne se fit que difficilement d'ailleurs.

Ces lignes donnent à réfléchir, et cependant les auteurs qui se sont occupés tant de l'hystéropexie abdominale antérieure que de la vaginofixation, ont conclu que ces opérations permettaient à la grossesse et à l'accouchement d'évoluer normalement. Des observations de grossesses menées à terme, ont été publiées par MM. Routier, Pinard, Bard et Chaput. Ces observations ont été consignées dans la thèse de M. Lamort. M. le Professeur Pinard fut obligé, il est vrai, de soumettre sa cliente au port de la ceinture eutocique après correction

(1) S. Pozzi. *Traité de Gynécologie*, p. 535.
(2) Merlet, *loc. cit.*

d'une présentation vicieuse; aussi admet-il que l'hystéropexie abdominale antérieure gêne l'accomodation et favorise les présentations vicieuses.

Si l'hystéropexie ne donne pas au gynécologue la sécurité désirable en pareil cas, il est permis de chercher un procédé meilleur au point de vue de la gravidité, celui qui est susceptible de donner une grossesse heureuse. Nous allons examiner ce qui se passe à ce point de vue après l'opération d'Alexander; peut-être pourrons-nous en tirer quelques indications utiles. Dans sa thèse fort documentée, M. le Docteur Lucien rapporte plusieurs observations de grossesses parvenues à terme et dans des conditions favorables après l'Alexander-Alquié. Nous ne saurions mieux faire que de les résumer ici très brièvement.

Observation I (d'Alexander).

Rétroversion de l'utérus. *Raccourcissement des ligaments ronds.* Grossesse consécutive. Malade opérée le 16 mars 1881. Devient enceinte dans les premiers mois de 1882. Grossesse normale. Elle accouche d'un enfant bien portant pendant l'hiver de 1833. La sage-femme qui l'assiste ne remarque aucun phénomène anormal pendant le travail. Depuis, nouvelle grossesse. Nouvel accouchement. L'utérus reste en place.

Observation II (d'Alexander).

A...., 38 ans; pas de grossesse, bien que mariée depuis sept ans. *Opération* le 7 janvier 1887. Grossesse en juillet 1888. Absolument normale. Accouchement à terme et normal. Utérus resté en bonne position.

Observation III (d'Alexander).

R...., 36 ans. Une grossesse. Depuis, souffrances intenses *Opération* le 21 janvier 1886. Grossesse en 1888. Accouchement normal, mais travail laborieux.

OBSERVATION IV (d'Alexander).

S...., 28 ans. Rétroflexion douloureuse après une grossesse remontant à trois ans. *Opération* en novembre 1886. Accouchement à terme, février 1888.

OBSERVATION V (d'Alexander).

D...., 32 ans. Rétroflexion avec phénomènes nerveux. *Opération* en février 1883. Accouchement à terme et normal en avril 1889.

OBSERVATION VI (d'Alexander).

R...., 28 ans. Deux grossesses antérieures. *Opération* le 1er octobre 1888. Accouchement normal et à terme.

OBSERVATION VII (d'Alexander).

B...., 32 ans. Une grossesse antérieure. *Opération*, le 13 septembre 1888. Accouchement à terme le 20 mars 1890. Marche du travail normale.

Suivent maintenant trois observations d'opérations faites par Newmann, dont deux suivies de succès pour la marche et la terminaison de la grossesse.

OBSERVATION I (de Newmann).

L...., 23 ans. Une grossesse et une fausse couche antérieure. Prolapsus utérin *Opéré* le 24 avril 1888. En avril 1889, à trois mois de grossesse, après le surmenage d'un déménagement, fausse couche.

OBSERVATION II (de Newmann).

X...., 35 ans. Rétroflexion utérine. *Opération* le 23 mai 1888. Accouchement à terme et sans difficulté, d'un bel enfant. État excellent de la femme, qui peut vaquer à ses occupations sans douleurs.

OBSERVATION III (de Newmann).

Mme S...., 27 ans, tripare. Rétroversion. *Opération d'Alexander.* Devient grosse en mars 1889. Grossesse, travail, et suites de couches normaux.

OBSERVATION (*résumée*) (de Rivière).

Rétroversion de l'utérus. Raccourcissement d'un seul ligament rond. Accouchement à terme, mais non absolument normal.

Marie B...., 27 ans. *Opération* en septembre 1890. Le ligament rond du côté droit ne peut être découvert. Celui du côté gauche est mis à nu et fortement raccourci, puis suturé aux piliers et aux parties molles. Grossesse en janvier 1891. Au début du travail, la tête est encore mobile au-dessus du détroit supérieur. Ce n'est qu'après la dilatation complète et rupture des membranes que la tête s'engage en O I G A. Expulsion rapide d'un fœtus de 2.350 gr. Suites de couches normales.

OBSERVATION (*résumée*) (du Professeur Hergott).

Femme de 30 ans, *opérée* le 17 fevrier 1890, pour une rétroversion. Curettage et opération d'Alexander. Devient enceinte dans le mois de juillet 1890. Grossesse normale. A son entrée à la Maternité, on constate les signes d'une présentation en O I D P. La malade entre à midi et la dilatation est complète à trois heures de l'après-midi. A trois heures et demie, la rotation est complète, mais les bruits du cœur fœtal sont ralentis. A quatre heures, on fait une application de forceps. La délivrance et les suites de couches furent entièrement normales.

Telles sont les observations rapportées par le Dr Lucien dans sa thèse. Si l'on veut ajouter à ces cas ceux que Lamort a signalés, on arrive à un total de 18 grossesses se produisant après le raccourcissement des ligaments ronds.

De ces 18 grossesses, 17 se sont heureusement terminées, et encore s'il y a un insuccès, ne doit-on pas se hâter de le mettre sur le compte de l'opération, l'excessive fatigue éprouvée par la malade de Newmann pouvant expliquer l'accident.

Des faits qui précèdent, nous sommes amenés à une conclusion assez naturelle. On doit présumer qu'une opération qui porte exclusivement sur les ligaments ronds et présente, par conséquent, la plus grande analogie avec l'Alexander-

(1) *Archives de Toc.*, octobre 1892.

CHAPITRE IV.

Indications et contre-indications de la Ligamentopexie.

Nous sommes d'abord en présence d'un prolapsus utérin ; convient-il de le traiter de propos délibéré par la ligamentopexie? A notre avis, la question est jugée et bien que C. Beck ait relaté trois succès obtenus par cette méthode, nous répondons par la négative.

Le prolapsus reconnait le plus souvent pour cause, soit une trop grande laxité des parois vaginales, soit un défaut de résistance dans la sangle périnéale (atonie musculaire, déchirures consécutives à l'accouchement). Il n'a jamais été démontré que cet accident dût être attribué à l'allongement des ligaments ronds, et nous pensons avec Trélat « que l'une des grandes raisons pour lesquelles les chirurgiens ont renoncé à l'Alexander, c'est qu'ils l'ont appliqué à des prolapsus » (1). L'Alexander, en effet, ne remplit pas l'indication; la ligamentopexie est dans le même cas. L'hystéropexie ne présente pas plus de sécurité contre la récidive, et un gynécologue dont on ne saurait méconnaître la compétence en

(1) Notes inédites du professeur Trélat, *in* thèse Dumoret, p. 50.

pareille matière, M. Pozzi, écrivait en 1888 : « L'hystéropexie ne peut être une opération suffisante par elle-même que dans les cas relativement rares, où l'utérus non augmenté de volume forme seul le prolapsus. Dans les autres cas, une opération complémentaire sera nécessaire » (1).

Généralement le prolapsus s'accompagne, en effet, d'un certain degré de relâchement de la paroi vaginale (rectocèle, cystocèle), sur lequel les opérations citées ne sauraient agir. Refaire le périnée, retrécir le vagin, voilà, à notre sens, la meilleure conduite à tenir. Que dans un second temps on pratique une opération complémentaire, rien de mieux, mais le plus pressé, semble-t-il, doit être de remédier dans la plus large mesure à la cause du mal, et cela suffira le plus souvent.

Nous venons de parler d'opération complémentaire. A laquelle donner la préférence ? Aurons-nous recours à l'Alexander, à la Ligamentopexie, ou bien nous déciderons-nous pour la Ventrofixation ?

La question est délicate et les avis partagés. D'après le professeur Trélat « l'Alexander a peu d'action sur le prolapsus; « il est destiné à combattre la rétroflexion mobile ou facilement mobilisable ; c'est là son véritable but ; il est incertain dans les rétroflexions adhérentes et n'agit pas dans « le prolapsus » (2). M. Richelot pense autrement et déclare « que dans le prolapsus utérin l'opération d'Alexander peut « être indiquée toutes les fois qu'on juge utile de venir en « aide, par un acte complémentaire, aux divers procédés de « colporrhaphie. Autant j'adopte l'hystéropexie comme

(1) S. Pozzi. *Gazette médicale de Paris*, 15 décembre 1888.
(2) Trélat. *Semaine médicale*, 1889, p. 110.

« satisfaisant aux indications dans les rétrodéviations qui en « valent la peine, autant je me retiens *a priori* de l'accepter « comme traitement ordinaire du prolapsus » (1).

Nous partageons complètement la manière de voir de l'éminent chirurgien de l'hôpital Saint Louis et nous réserverons la ligamentopexie et l'hystéropexie aux cas de prolapsus rebelles, ceux dans lesquels les opérations réparatrices sont impuissantes et où l'Alexander a échoué, estimant que dans les cas simples, le résultat de ces opérations ne légitime pas la laparotomie qu'elles exigent.

Décidés pour la laparotomie, c'est l'âge de la patiente qui va nous guider dans le choix du procédé. La femme est-elle jeune ? Pour les raisons que nous avons exposées dans le chapitre précédent, nous pratiquerons la ligamentopexie. L'utérus ainsi suspendu et non fixé à la paroi, jouira d'une mobilité suffisante pour permettre l'accomplissement des fonctions physiologiques qui lui sont dévolues.

Avec une femme âgée, non seulement nous ne sommes plus tenu aux mêmes réserves, mais l'atrophie progressive des ligaments ronds, leur gracilité nous semblent des raisons suffisantes pour croire qu'ils seront, dans la suite, des moyens de contention infidèles, et bien que l'on ait observé chez trois malades, encore tout récemment, le relâchement des adhérences utéro-pariétales après hystéropexie, nous la croyons préférable.

En résumé, nous pensons que si l'on veut obtenir une guérison durable, il sera, la plupart du temps, nécessaire de renforcer les tissus, de combler les pertes de substance. Suivant les cas, on s'adressera soit à la périnéorraphie, soit à

(1) Richelot. *Bulletin de la Soc. de Chir.*, 1889, p. 272.

l'élytrorrhaphie, soit à la colpo-périnéorrhaphie. Alors seulement, si le chirurgien le juge utile, il peut avoir recours à une opération complémentaire. C'est l'association de plusieurs procédés, méthode préconisée par M. Doléris, méthode toute rationnelle et qui a donné des succès.

Essayons maintenant de déterminer quelles sont parmi les rétrodéviations, celles qui paraissent justiciables de la ligamentopexie. Cette intervention, comme toutes ses rivales, présente des indications. Vouloir la généraliser à tous les cas serait d'autant plus téméraire que, jusqu'à présent, personne ne peut dire si le résultat est définitivement acquis.

Les rétrodéviations les plus simples, celles qui sont mobiles et sans lésions des annexes, vont nous occuper d'abord. Il n'est pas toujours aisé de poser un diagnostic ferme, et tel chirurgien a pratiqué une laparotomie pour rétrodéviation mobile, qui croyait à une rétrodéviation adhérente .Le toucher vaginal, le toucher rectal ne donnent souvent pas de sensations bien définies; les manœuvres de redressement provoquent quelquefois de fausses réductions, le corps utérin entrainant avec lui la paroi antérieure du rectum, et c'est ainsi que des rétrodéviations, diagnostiquées mobiles, étaient en réalité, adhérentes.On a accusé alors l'opération d'Alexander d'être souvent inutile, et des chirurgiens distingués l'ont bannie de leur arsenal thérapeutique, donnant la préférence à l'hystéropexie. Nous ne saurions partager un pareil ostracisme, et c'est le moment de répéter avec M. Pozzi : « Quand deux opérations sont susceptibles d'obtenir les mêmes résultats, il ne faut se résoudre à la plus grave qu'après avoir tenté vainement la plus bénigne » (1).

(1) S. Pozzi, *loc. cit.*,p. 593.

Si une première séance de manipulations sous l'anesthésie nous a permis de constater la mobilité de l'utérus, si des manœuvres lentes et modérées ont pu effectuer la réduction du globe utérin, nous nous en tiendrons à l'Alexander. C'est là en effet, qu'il a fourni ses plus beaux succès et il ne saurait être même question de laparotomie dans ces cas où une opération aussi simple a justifié pleinement la confiance que des opérateurs autorisés lui avaient accordée.

« Je conclus, comme plusieurs de mes collègues, dit « M. Térillon, que l'opération d'Alexander est une bonne opé- « ration dans les cas simples ; qu'elle est mauvaise s'il y a « de la métrite, des adhérences, si la réduction est « difficile » (1).

La recherche des ligaments ronds peut être parfois laborieuse, c'est exact; on a pu voir quelques cas de hernie inguinale survenir à la suite de l'opération, c'est encore vrai (la chose ne se serait peut-être pas produite, si l'on avait pris soin de restaurer le canal inguinal) ; mais ce ne sont pas pour nous des motifs suffisants pour délaisser une opération qui a fait ses preuves, n'a jamais entravé la grossesse, ni suscité de complications pendant le travail.

Que l'Alexander se soit montré insuffisant dans les rétro-déviations compliquées de prolapsus, qu'il ait été suivi d'insuccès dans les cas où les troubles observés étaient dus à une endométrite, à une salpingite, à une ovarite, la rétrodéviation n'étant que secondaire, cela n'a rien d'étonnant ; l'opération en question ne saurait être appliquée indistinctement à la cure de lésions d'ordre complexe, elle rencontre de for-

(1) *Semaine médicale*, 1888, p. 116.

melles contre-indications. Les adhérences compliquant les rétrodéviations en sont une des plus fréquentes.

Les déviations en arrière deviennent rapidement adhérentes ; ces adhérences sont de nature inflammatoire, l'infection se propageant de la muqueuse utérine à la trompe, et de là au péritoine, de sorte que la pelvi-péritonite est le plus souvent consécutive aux lésions des annexes. L'Alexander n'est alors plus de mise, les tentatives de redressement demeurent sans résultat ; bien plus, pour peu qu'elles soient violentes et prolongées, elles deviennent dangereuses, puisqu'elles peuvent réveiller, ou tout au moins exagérer le processus inflammatoire. Dans de tels cas, il ne faut pas s'attarder à discuter les indications de la laparotomie. L'ouverture du ventre permettra de constater la nature et l'étendue des lésions, de traiter les annexes, si besoin en est, de rompre enfin les adhérences qui s'opposent à la réduction de l'utérus.

Si le chirurgien trouve des ovaires enflammés, kystiques ou prolabés, la castration s'impose après destruction des adhérences. M. Segond est d'avis que cette opération suffit à maintenir la réduction sans qu'il soit nécessaire de recourir à la fixation de l'utérus. Pour nous, nous ne voyons aucun inconvénient à ce que l'on pratique cet acte complémentaire au cours d'une laparotomie, et nous croyons même que c'est une excellente précaution ; peu importe alors que l'on réalise cette fixation par l'un ou l'autre des procédés, c'est affaire de goût.

Les annexes sont saines et l'opérée jeune. Les considérations que nous faisions valoir tout à l'heure, reviennent ici, car si, chez une femme parvenue au terme de la vie sexuelle, on peut à la rigueur tenter les chances de l'une ou l'autre méthode, il n'y a pas de doute s'il s'agit d'une femme qui espère encore devenir mère, et par l'opération de C. Beck, nous pensons la mettre à l'abri des complications gravidiques. que l'hystéropexie entraîne parfois après elle. Avec une patiente ayant dépassé l'âge de la ménopause, la ventrofixation nous semble préférable, à cause de l'atrophie des ligaments ronds que nous avons déjà signalée.

Pour être complet, nous devrions examiner si la ligamentopexie convient dans les antédéviations. A notre connaissance, cette opération n'a pas été faite pour remédier à de tels états; nous ne pouvons donc nous prononcer sur son opportunité en pareil cas, mais *à priori* il semble que l'on doit espérer en retirer de sérieux avantages. Pour ce qui est des latérodéviations, elles accompagnent souvent les déplacements en arrière, et sont par conséquent justiciables de l'opération; nous ne parlons évidemment pas des latérodéviations secondaires à une lésion plus ou moins ancienne des annexes, ou du ligament large, à un fibrome, à un kyste; celles-ci n'ont rien à voir avec la ligamentopexie.

CONCLUSIONS.

Nous les publions sous toutes réserves, car l'expérience seule permettra de se faire un jugement exact sur la valeur et l'opportunité de l'opération.

1° La ligamentopexie peut rivaliser avec les diverses hystéropexies, comme moyen de contention.

2° Elle a, sur ces dernières, l'immense avantage de ne pas immobiliser l'utérus.

3° Au point de vue obstétrical, on est en droit d'attendre de cette intervention les mêmes résultats heureux que l'Alexander a procurés en pareille circonstance

4° Exécutée seule, elle nous paraît insuffisante dans le prolapsus des organes génitaux.

5° Pas de ligamentopexie dans les rétrodéviations mobiles.

6° Pas de ligamentopexie chez les sujets âgés.

7° Chez les jeunes femmes, ce sera l'opération de choix.

8° On devra toujours avoir soin de rechercher et de suturer les deux ligaments ronds.

INDEX BIBLIOGRAPHIQUE.

ARAN. — *Traité des maladies de l'utérus.*

ABEL. — *Bulletin médical*, 18 mars 1896.

BECK (Carl). — *Centralblatt für Chirurgie*, août 1897.

BAUDOUIN (M.). — *Hystéropexie abdominale antérieure*, 1890.

BLAN. — *De la grossesse et du travail après l'hystéropexie abdominale.* — Thèse de Lyon, 1897.

COURTY. — *Traité pratique des maladies de l'utérus*, p. 589.

DEBAYLE. — *De l'hystéropexie vaginale.*

DUMORET. — *Laparo-hystéropexie contre le prolapsus utérin.* — Thèse de Paris, 1889.

DUMORET. — *Prolapsus utérin.* — *Gazette des Hôpitaux*, 30 novembre 1889.

DELAGÉNIÈRE (H.). — *Chirurgie de l'Utérus*, 1898.

DOLÉRIS. — *Nouvelles Archives de Gynécologie*, 1889.

— *Le raccourcissement intra-abdominal des ligaments ronds.* —

— *Journal de Médecine de Paris*, 18 décembre 1898.

DELBET. — *Traité de Chirurgie* de Duplay et Reclus. — *Bulletin de la Société anatomique*, 1888, p. 980.

GOUBAREFF. — *Archives de Tocologie*, 1895, p. 806.

LÉON. — *Des résultats éloignés de l'hystéropexie abdominale antérieure au point de vue de la grossesse.* — Thèse de Lyon, 1894.

LUCIEN. — *De l'influence de l'hystéropexie abdominale antérieure dans les grossesses ultérieures.* — Thèse de Nancy, 1896.

LAMORT. — *De l'influence comparée du raccourcissement des ligaments ronds et de l'hystéropexie abdominale au point de vue obstétrical.* — Thèse de Bordeaux, 1894.

MANRIQUE. — *Étude sur l'opération d'Alexander.* — Thèse de Paris, 1886.

MERLET. — *De l'hystéropexie vaginale pour les rétrodéviations utérines.* — Thèse de Paris, 1899.

POZZI. — *Traité de Gynécologie*, p. 277.

— *Bulletin médical*, décembre 1888, p. 1615.

— *Gazette médicale de Paris*, 1888.

RICHELOT. — *Union médicale*, 1886, p. 101.

RACOVISCEANU. — *Des indications et des ressources opératoires dans les rétro-déviations chroniques de l'utérus.* — Thèse, Paris, 1889.

RIVIÈRE. — *Archives de Tocologie*, 1892.

RANDOHR. — *A new method of hysteropexy.* — Comm. Soc. de Gynécol. de New-York, mars 1897.

SECOND. — *Société de Chirurgie.* — Séance du 27 mars 1889.

TRÉLAT. — *Semaine médicale*. juillet 1888, p. 261.

— — mars 1889, p. 110.

VERCHÈRE. — *Bulletin médical*, novembre 1896, p. 1565.

Le Mans. — Imprimerie de l'Institut de Bibliographie. — XII-99.

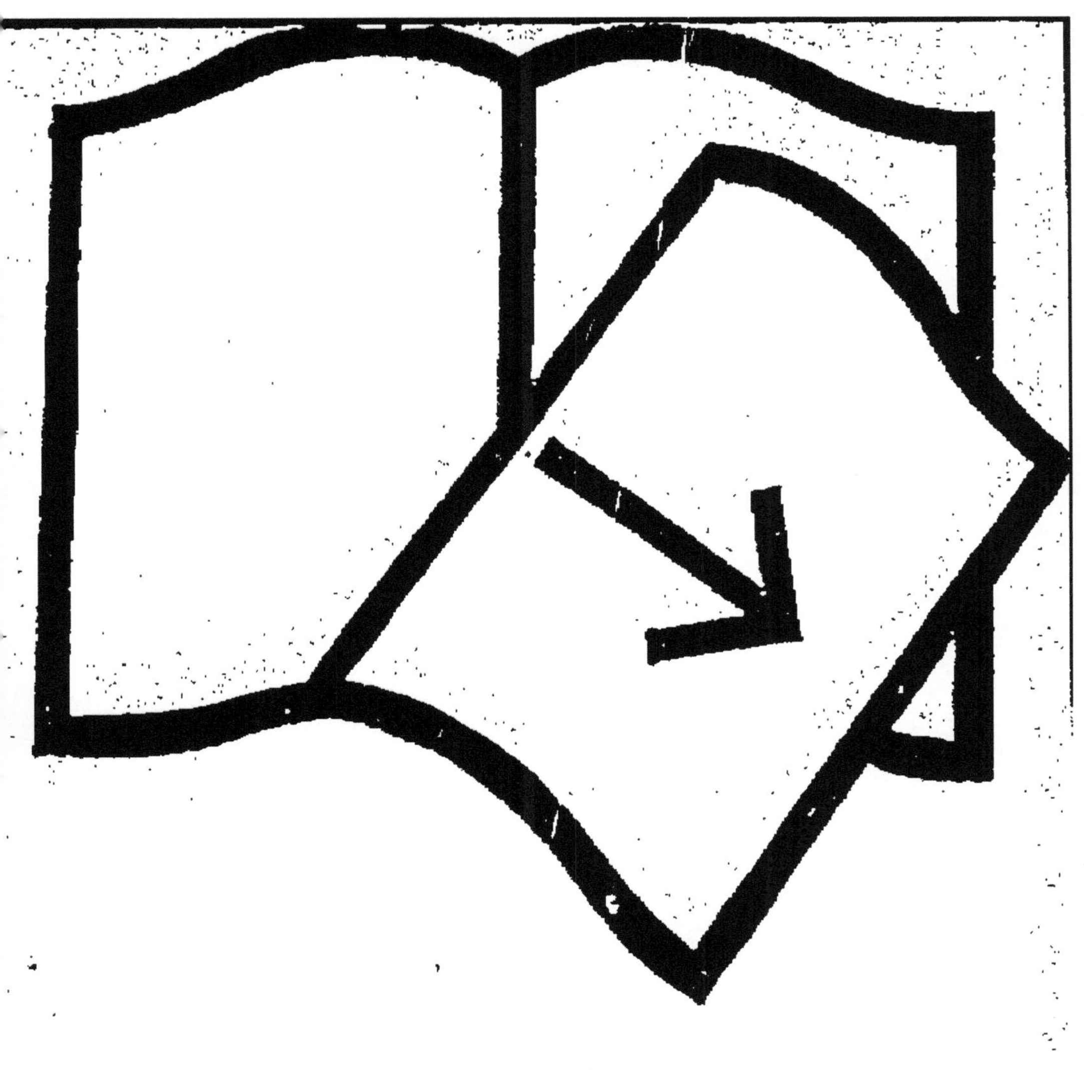

Documents manquants (pages, cahiers...)

NF Z 43-120-13

www.ingramcontent.com/pod-product-compliance
Ingram Content Group UK Ltd.
Pitfield, Milton Keynes, MK11 3LW, UK
UKHW021014200726
13857UKWH00004B/1442